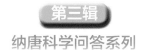

纳唐科学问答系列

人　体

[法] 阿涅丝·万德维拉　著

[法] 莫德·里曼　绘

杨晓梅　译

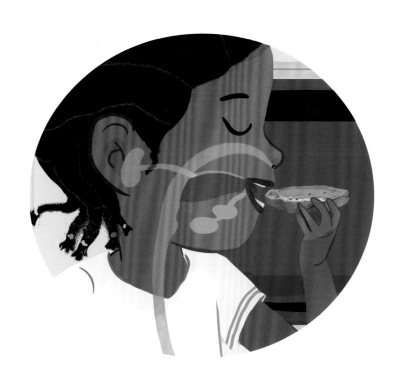

吉林科学技术出版社

LE CORPS HUMAIN
ISBN：978-2-09-257822-3
Text: Agnes Vandewiele
Illustrations: Maud Riemann
Copyright © Editions Nathan, 2019
Simplified Chinese edition © Jilin Science & Technology Publishing House 2021
Simplified Chinese edition arranged through Jack and Bean company
All Rights Reserved

吉林省版权局著作合同登记号：
图字 07-2020-0050

图书在版编目（CIP）数据

人体 / （法）阿涅丝·万德维拉著 ；杨晓梅译. --
长春 : 吉林科学技术出版社，2023.7
（纳唐科学问答系列）
ISBN 978-7-5744-0603-2

Ⅰ. ①人… Ⅱ. ①阿… ②杨… Ⅲ. ①人体—儿童读
物 Ⅳ. ①R32-49

中国国家版本馆CIP数据核字(2023)第133832号

纳唐科学问答系列　人体
NATANG KEXUE WENDA XILIE RENTI

著　　者	［法]阿涅丝·万德维拉
绘　　者	［法]莫德·里曼
译　　者	杨晓梅
出 版 人	宛　霞
责任编辑	赵渤婷
封面设计	长春美印图文设计有限公司
制　　版	长春美印图文设计有限公司
幅面尺寸	226 mm×240 mm
开　　本	16
印　　张	2
页　　数	32
字　　数	25千字
印　　数	1-6 000册
版　　次	2023年8月第1版
印　　次	2023年8月第1次印刷

出　　版	吉林科学技术出版社
发　　行	吉林科学技术出版社
地　　址	长春市福祉大路5788号出版大厦A座
邮　　编	130118
发行部电话/传真	0431-81629529　81629530　81629531
	81629532　81629533　81629534
储运部电话	0431-86059116
编辑部电话	0431-81629520
印　　刷	吉林省吉广国际广告股份有限公司

书　　号	ISBN 978-7-5744-0603-2
定　　价	35.00元

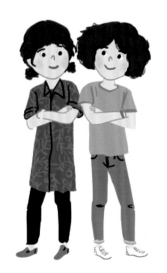

目 录

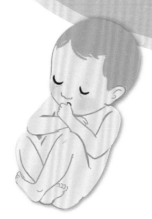

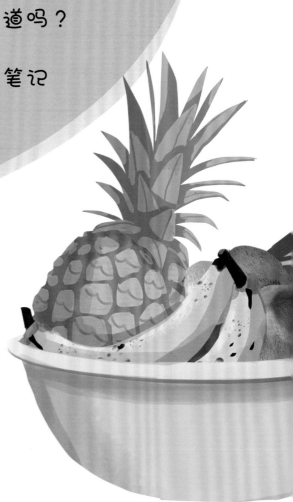

非常不同

我们有着不同的面孔、不同的发色、不同的肤色……人类各不相同。

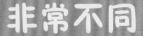

为什么我的皮肤是这个颜色？

肤色遗传自爸爸妈妈。如果父母中一个是黑种人，一个是白种人，那么孩子就是混血儿，他的肤色会介于父母的肤色之间。

男孩和女孩有什么不同？

身体的构造其实很相似，最大的不同是生殖器官。

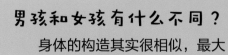

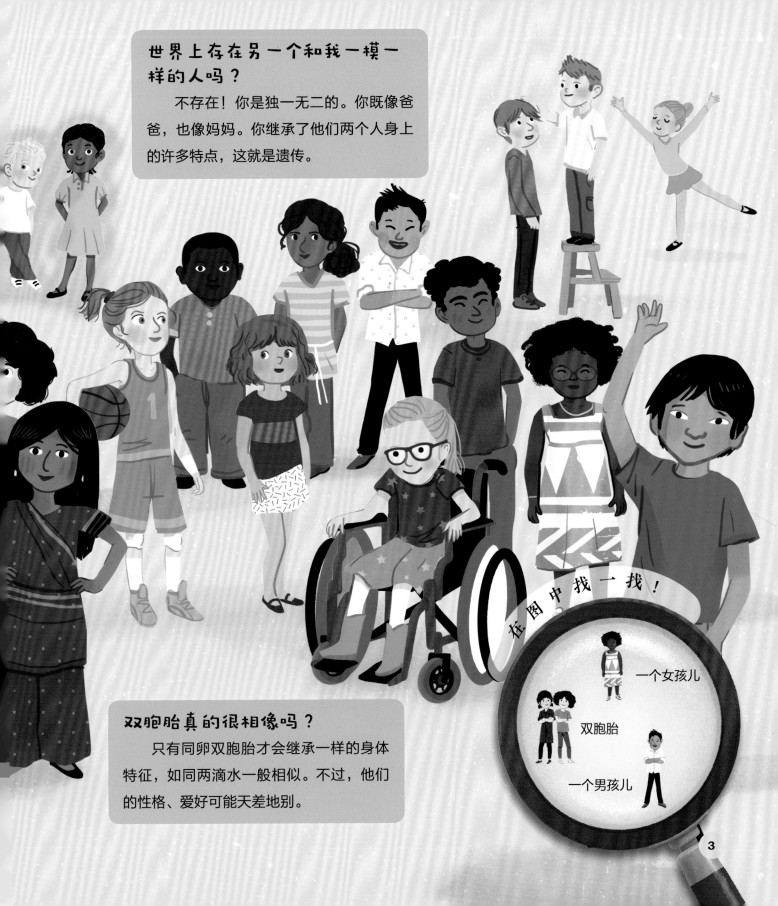

世界上存在另一个和我一模一样的人吗？

不存在！你是独一无二的。你既像爸爸，也像妈妈。你继承了他们两个人身上的许多特点，这就是遗传。

双胞胎真的很相像吗？

只有同卵双胞胎才会继承一样的身体特征，如同两滴水一般相似。不过，他们的性格、爱好可能天差地别。

在图中找一找！

一个女孩儿

双胞胎

一个男孩儿

3

又完全一样

尽管我们的外表各不相同，但我们都有一个脑袋、两条胳膊、两条腿……身体内部的器官也一模一样。所有人的身体都按照相同的模式运转。

身体是由什么组成的？

皮肤、骨骼、肌肉、动脉、静脉、神经，以及维系生命的各个器官，包括：大脑、心、肺、肝……

身体是如何运动的？

206块骨头组合在一起支撑你，让你可以站立起来。皮肤下的600多块肌肉则让身体的各个部位可以移动。

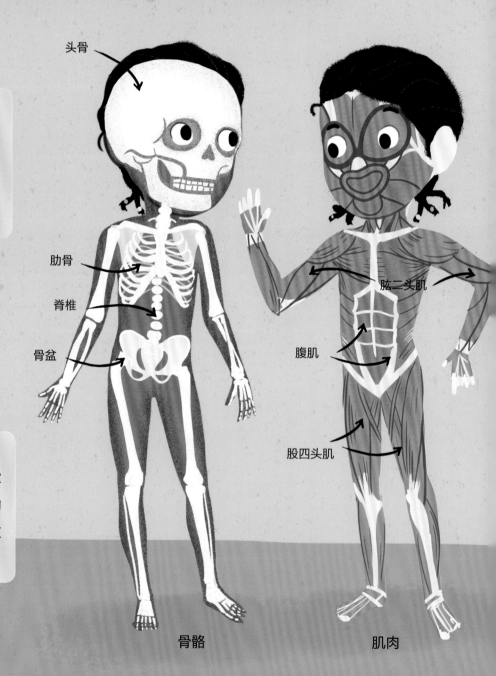

头骨

肋骨

脊椎

骨盆

肱二头肌

腹肌

股四头肌

骨骼

肌肉

为什么心脏会跳动？

心脏如同水泵一样工作，将血液输送到身体的各个部位，把氧气带给不同的器官。你运动时，身体越需要血液和氧气，心脏也就跳得越快。

呼吸有什么作用？

让身体的各个系统维持各项机能，通过不间断地呼吸，把氧气输送到了身体各部。

大脑到底是什么？

大脑是身体这个"合唱团"的总指挥，它领导我们的身体、思想与情绪。传导信息的神经将大脑与身体的各个部分相连。举个例子，你被烫到了，大脑会收到"很热"的信息，然后发布命令，让你的手赶紧挪开。

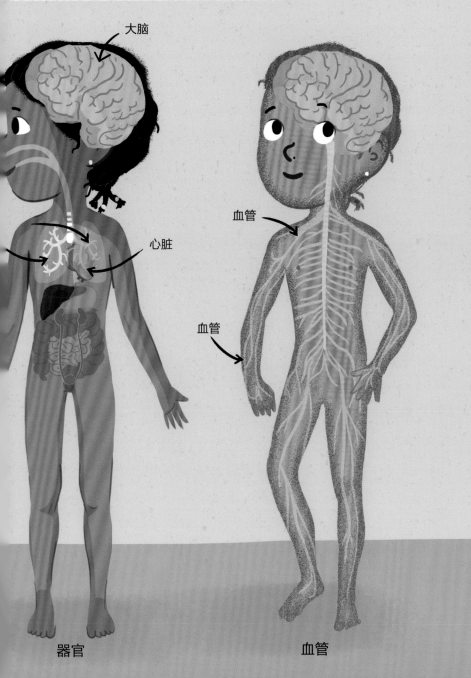

大脑

心脏

血管

血管

器官

血管

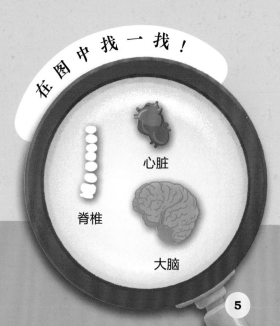

在图中找一找！

脊椎

心脏

大脑

好好吃饭

早餐、午餐、点心和晚餐，每一餐都很重要，食物为身体提供了所需的能量。好好吃饭，才能让身体健康，各器官运转良好。

为什么即使口不渴也要喝水？

你身体的一半以上都是水分。因此，喝水很重要，要及时补充因流汗、呼吸与小便而排出去的水分。

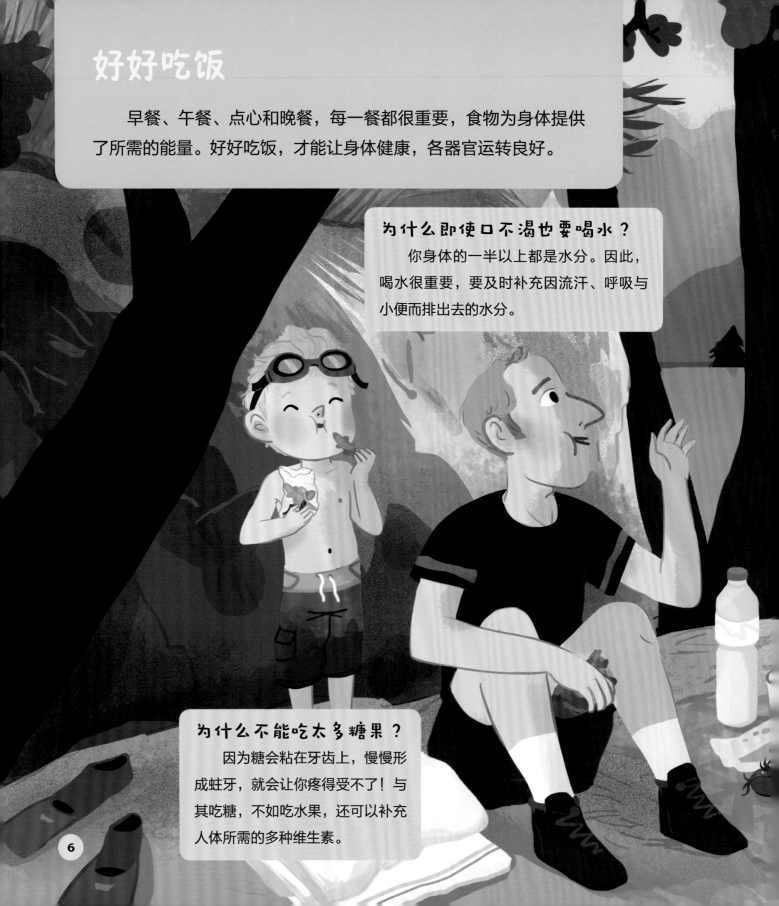

为什么不能吃太多糖果？

因为糖会粘在牙齿上，慢慢形成蛀牙，就会让你疼得受不了！与其吃糖，不如吃水果，还可以补充人体所需的多种维生素。

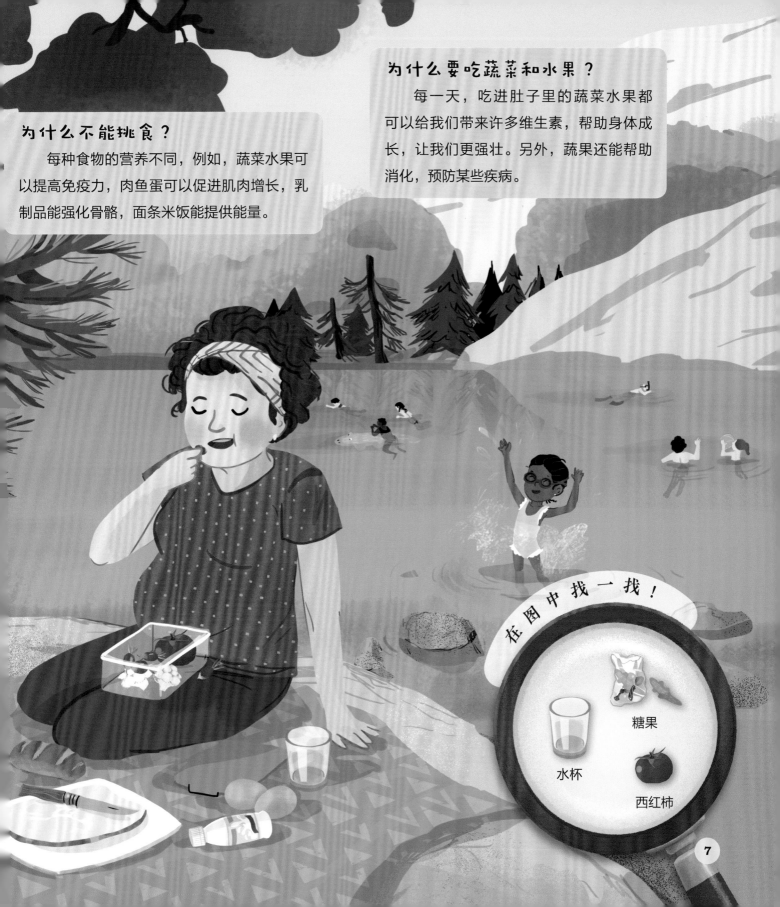

为什么不能挑食？

每种食物的营养不同，例如，蔬菜水果可以提高免疫力，肉鱼蛋可以促进肌肉增长，乳制品能强化骨骼，面条米饭能提供能量。

为什么要吃蔬菜和水果？

每一天，吃进肚子里的蔬菜水果都可以给我们带来许多维生素，帮助身体成长，让我们更强壮。另外，蔬果还能帮助消化，预防某些疾病。

在图中找一找！

水杯

糖果

西红柿

消化

吃到肚子里的食物经过消化才会变成能量。因此，我们吃饭的时候要细嚼慢咽。快来看看进食时，身体里到底发生了什么吧！

吞下去的食物去了哪里？

吞下去的食物通过食管进入胃里，在这里被"加工"成糊状，这个过程就是消化。然后进入肠道，肠道摄取所需的能量，通过血液传输到身体的各个部位，剩下的食物残渣则会被排泄出去。

小肠有多长？

非常长，全长5~7米。食物穿过肠道要花费很长时间，这保证了食物能被完全消化。

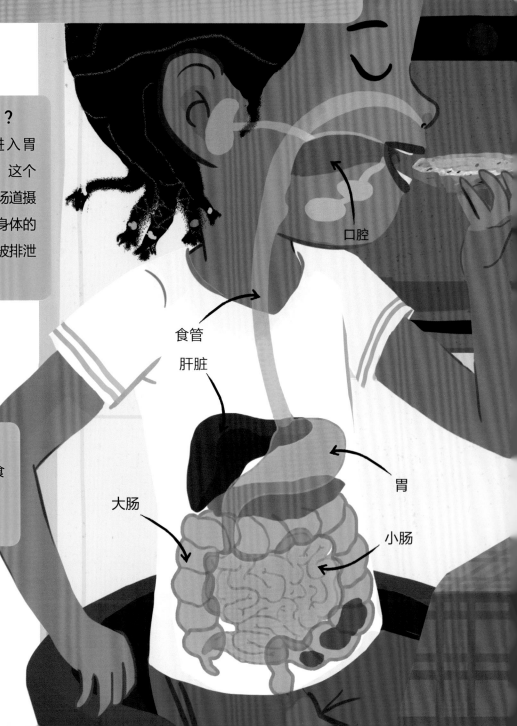

口腔

食管

肝脏

胃

大肠

小肠

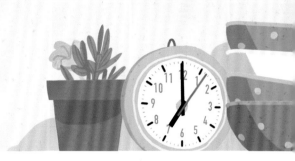

为什么我们会打嗝、放屁？

有些食物会在胃肠中发酵，产生气体。当胃里的气体通过嘴巴排出来，就是打嗝；肠道里的气体从屁股排出来，那么你就放了一个屁。

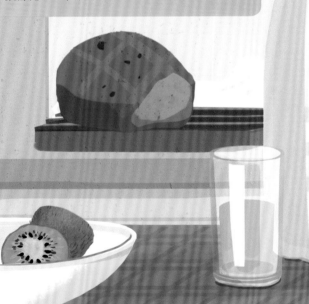

粪便与尿液来自哪里？

在消化的过程中，肠道会对食物进行筛选，对身体没用的就不要了，这就是粪便。肾脏也会对你喝进去的液体做一样的工作，排出多余的水及液体垃圾，这就是尿液。

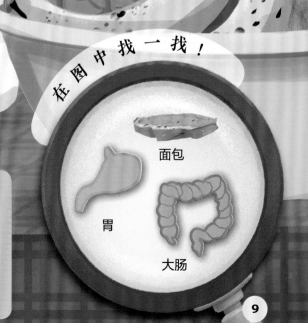

在图中找一找！

面包

胃

大肠

个人卫生

为了保持身体健康，我们必须常常清洁牙齿、双手、双脚、屁股、耳朵……干净的感觉真好啊！

洗澡有什么作用？

洗掉一整天皮肤上的汗液、灰尘。洗澡还可以去除细菌，避免某些疾病。

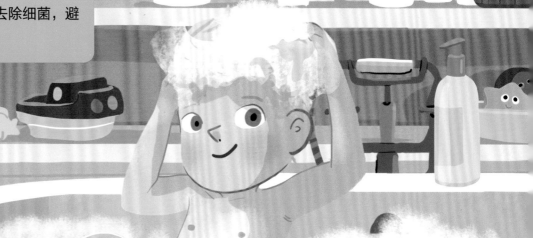

为什么会流汗？

天气热或运动时，身体的体温会升高。为了不让体温超过37摄氏度，身体会"制造"出许多小水滴，通过毛孔排出来，也就是流汗。

什么是虱子？

虱子是一种很小的虫子。它藏在头发里，从头皮上吸血。好痒啊！一旦长了虱子，我们要立刻用专门的洗发水消灭它，不然很快它就会传到其他小朋友的脑袋上。

为什么要刷牙？

　　吃东西时，食物的残渣会卡在牙齿间。每顿饭后都应该刷牙，把食物残渣清理掉，否则滋生的细菌越来越多，就会损坏牙齿，形成龋齿。一旦长了龋齿，我们要赶紧看牙医！

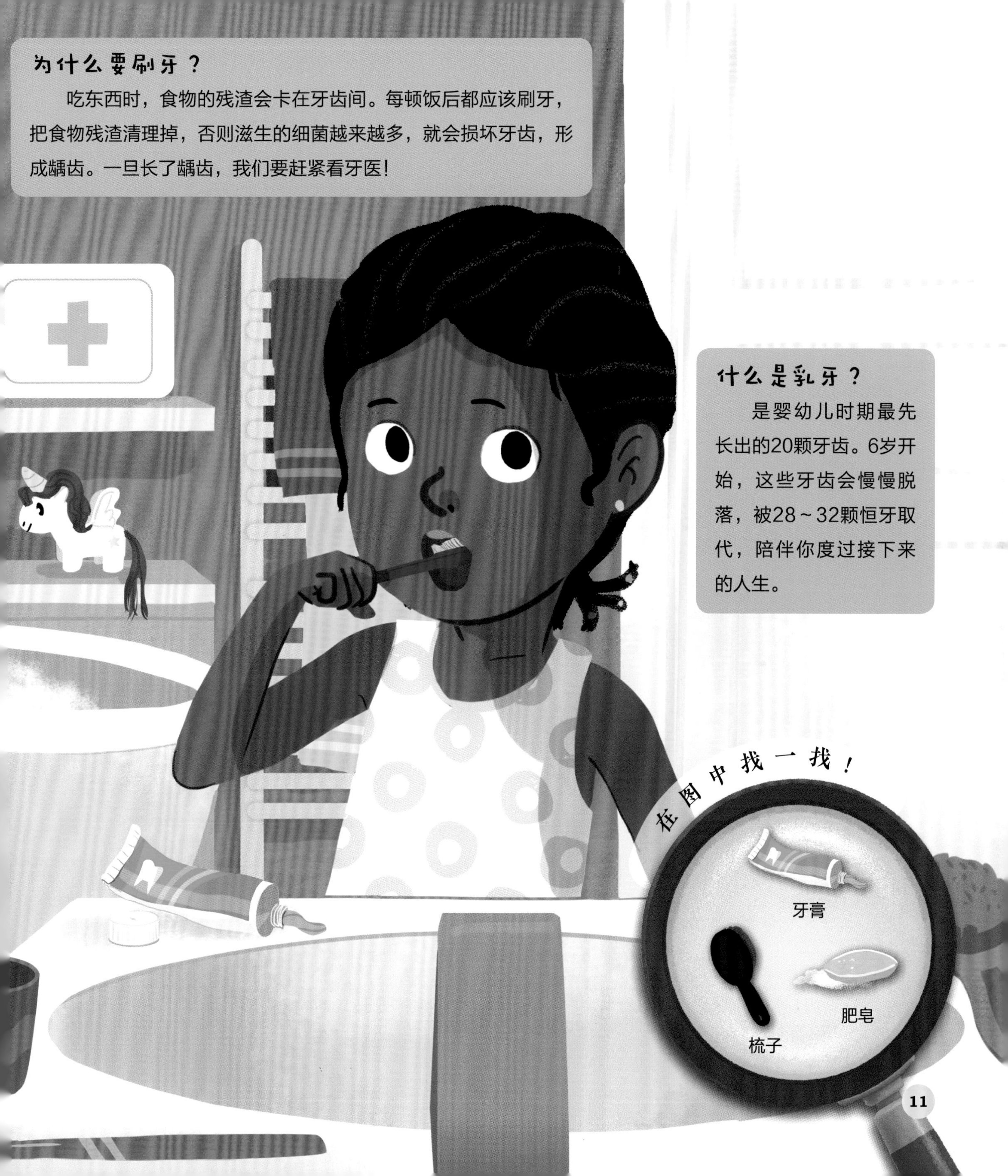

什么是乳牙？

　　是婴幼儿时期最先长出的20颗牙齿。6岁开始，这些牙齿会慢慢脱落，被28～32颗恒牙取代，陪伴你度过接下来的人生。

在图中找一找！

牙膏

肥皂

梳子

看医生

生病了就要看医生。在医生的治疗下，你的症状减轻很多。除了看病，医生还会检查你的成长状况。

什么是发热？

医生用体温计测量你身体的温度，如果超过37.3摄氏度，就是发热。这是身体杀死某些细菌、对抗疾病的一种防御方式。

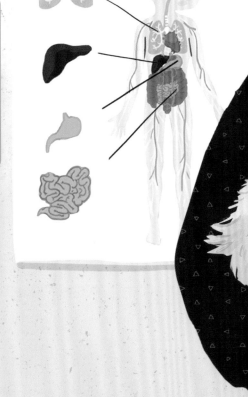

为什么有时候会流鼻涕？

感冒时，鼻子会分泌一种特殊的液体，赶走讨厌的病菌。这时，我们就会流鼻涕。

给伤口消毒有什么作用？

伤口处的皮肤裂开，进入了细菌，因此才会变得又红又肿。这是细菌感染，必须用可以杀死细菌的药品给伤口消毒才行，如处理不当，后果会很严重。

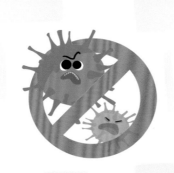

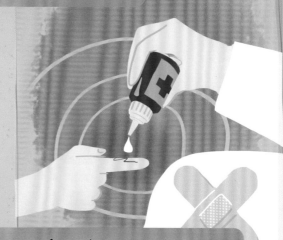

为什么皮肤受到撞击后会变青？

因为皮肤下的毛细血管破裂了，血流了出来，被皮肤盖住，变成了淤青。如果血聚在一起，皮肤膨胀，那里就会长出一个肿块！

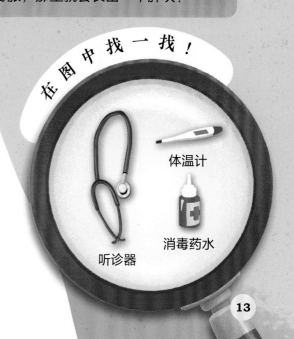

在图中找一找！

体温计

听诊器

消毒药水

13

免疫系统

细菌很小很小，但对身体的危害却很大。还好，你的体内有白细胞！它可以与细菌战斗，保护你的健康！

什么是细菌？

细菌是一种很微小的生物，我们无法用肉眼看到，但在显微镜下能看见它们。它们可以进入人体，导致我们生病。有些细菌没有危害，有些则很危险，可能导致感冒等疾病。

白细胞的工作是什么？

白细胞会吞噬细菌，杀死它们！还会附着在细菌身上将它们消灭。

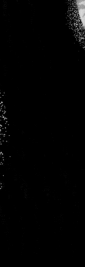

什么是疫苗？

　　疫苗里含有少量人为修改过的细菌及病毒。医生将疫苗注射到你的体内，"训练"身体与这些细菌及病毒对抗。未来如果同样的细菌或病毒想再攻击你，那么你的身体就不怕了。

药物有什么作用？

　　药物里面含有特殊的成分，可以对抗细菌，或缓解疼痛与发热。药物可以帮助你更快痊愈。

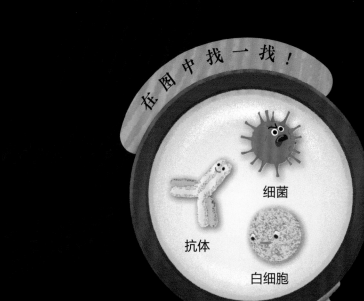

在图中找一找！

细菌

抗体

白细胞

生育

女性与男性共同孕育新生命。妈妈的肚子越来越大，可以感受到宝宝在里面动来动去，他在妈妈肚子里做什么呢？

宝宝如何从妈妈肚子里出来？

通过妈妈的生殖器官——阴道，它会扩张，让宝宝可以出来。有时，妈妈需要剖宫产，帮助宝宝出来。

宝宝是如何来的？

为了孕育新生命，爸爸妈妈要进行亲密行为。爸爸的生殖器官把"种子"（也就是"精子"）放进妈妈的生殖器官里。如果"种子"遇到了妈妈卵巢排出的卵子，那么一个宝宝就诞生了！

宝宝要在妈妈肚子里待多久？

9个多月。宝宝需要时间长大，做好充分准备后再探索外面的新世界。在怀孕的初期，宝宝只有几厘米大，重量不过几克而已。

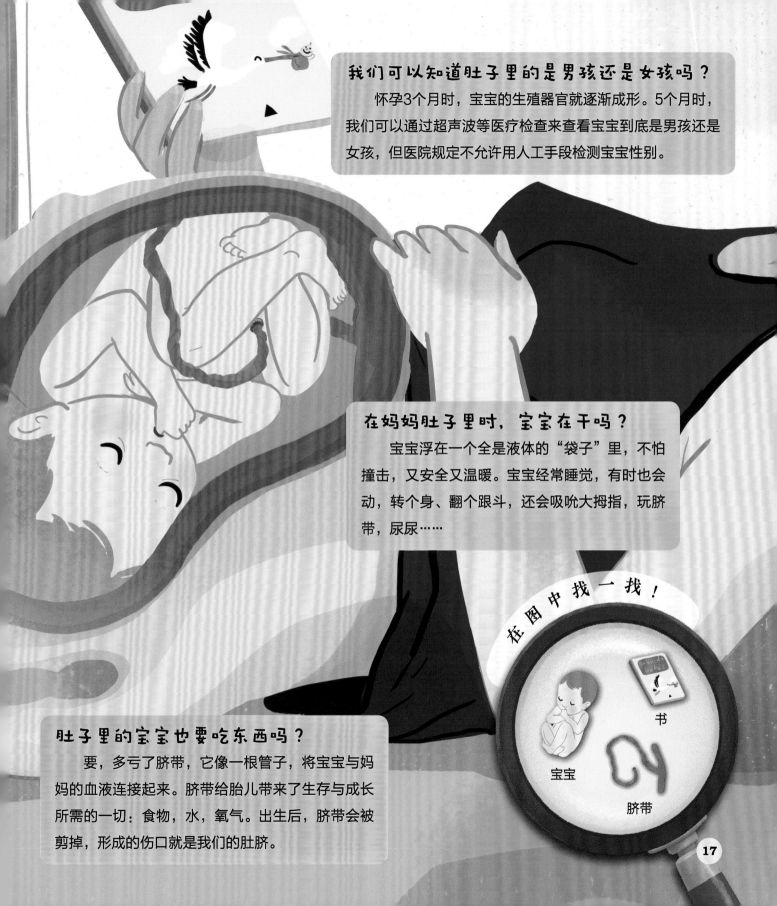

我们可以知道肚子里的是男孩还是女孩吗？

怀孕3个月时，宝宝的生殖器官就逐渐成形。5个月时，我们可以通过超声波等医疗检查来查看宝宝到底是男孩还是女孩，但医院规定不允许用人工手段检测宝宝性别。

在妈妈肚子里时，宝宝在干吗？

宝宝浮在一个全是液体的"袋子"里，不怕撞击，又安全又温暖。宝宝经常睡觉，有时也会动，转个身、翻个跟斗，还会吸吮大拇指，玩脐带，尿尿……

在图中找一找！

书

宝宝

脐带

肚子里的宝宝也要吃东西吗？

要，多亏了脐带，它像一根管子，将宝宝与妈妈的血液连接起来。脐带给胎儿带来了生存与成长所需的一切：食物，水，氧气。出生后，脐带会被剪掉，形成的伤口就是我们的肚脐。

五感

　　我们可以看，可以听，可以闻，可以触摸，可以品尝。这些信息传输到大脑中，让我们可以感受身边的世界。

我们为什么可以闻到气味？

　　鼻腔深处有许多微小的纤毛，可以接收气味信息，传送到大脑里，决定你对它喜欢还是讨厌。嗯！这颗草莓真香啊！

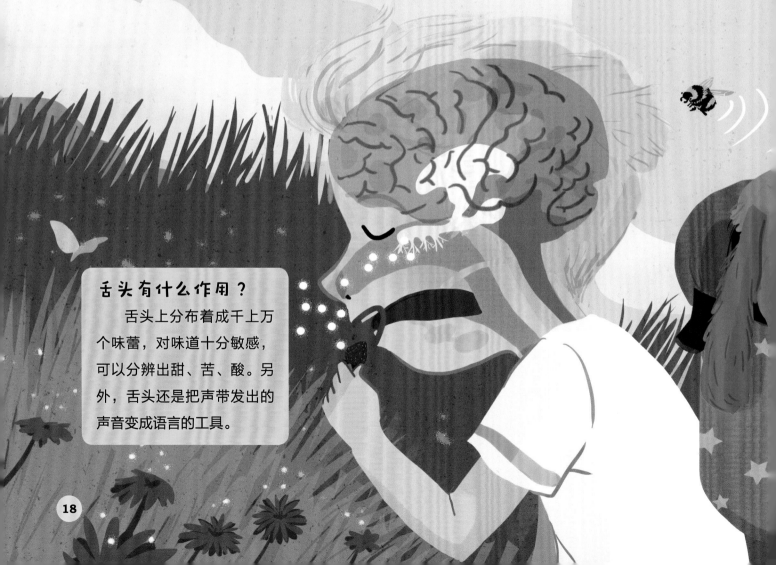

舌头有什么作用？

　　舌头上分布着成千上万个味蕾，对味道十分敏感，可以分辨出甜、苦、酸。另外，舌头还是把声带发出的声音变成语言的工具。

为什么有些声音会让耳朵疼？

因为声音会震动耳膜，这是一种皮肤组织，很薄，位于耳朵深处。如果声音很大，造成的耳膜震动也就很强烈，所以耳朵会疼。

我们是如何看见的？

光线进入眼睛中间的小黑点——瞳孔。眼睛的作用就像摄影机，将画面捕捉下来，传输给大脑。

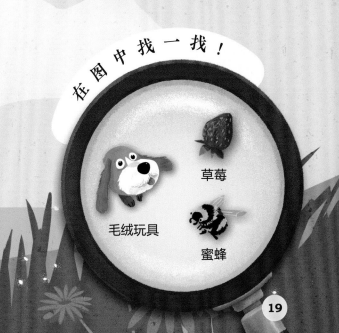

在图中找一找！

草莓

毛绒玩具

蜜蜂

为什么摸毛绒玩具很舒服？

因为皮肤下有许多微小的感受器，让你可以感觉到冷、热、柔软、光滑、粗糙……手指末端是身体最敏感的部位之一。

19

一天的情绪

快乐、愤怒、悲伤、嫉妒、惊喜……生活里有许多正面的情绪，也有负面的情绪。这是你对外部世界的反应。

笑容是如何产生的？

当你听到一个笑话，看到有趣的事情，或者有人挠你痒痒，你的大脑会发出指令，让一些肌肉收缩。你笑的时候，脸上有45块肌肉在同时工作。

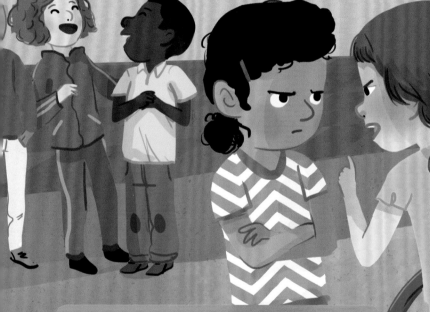

什么时候会脸红？

当你产生很强烈的情绪时，比如愤怒。这时，大脑会发布信息："注意！我现在不舒服！"血液会快速流入脸部微小的血管中。这些血管扩张，让更多血液流过。这样一来，你的脸就变红了。

为什么我们不能打别人？

即使和朋友吵架了，也不能打他，因为暴力不能解决任何问题。

为什么会恐惧？

恐惧是很有用的情绪，它可以阻止我们做危险的事。不过，有时也会让你做噩梦。把担心的事情说出来，可以帮助你克服恐惧，让这种感觉慢慢消失。

眼泪有什么用？

给眼睛补水、清洁。不过，感觉到强烈的情绪，如悲伤或喜悦时，身体也会制造眼泪，太多了就会流出来。

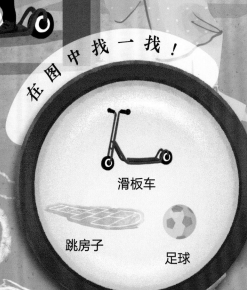

在图中找一找！

滑板车

跳房子

足球

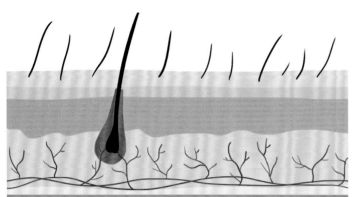

体毛有什么作用？

可以保护身体，抵御寒冷与炎热，帮助排汗、散热。除了脚底与手掌，人体的皮肤上布满了微小的汗毛。最显眼的体毛是头发、睫毛与眉毛。鼻子与耳朵里也有毛发，阻止灰尘进入体内。

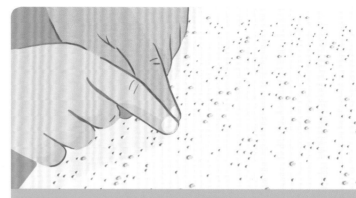

盲人的听觉特别发达吗？

没错，因为当一个感觉器官无法工作时，其他的就会更加发达。盲人可以通过脚步声辨别不同的人。他们通过触摸来阅读，盲文由一系列凹凸不平的符号构成，靠指尖来"解码"符号的含义。

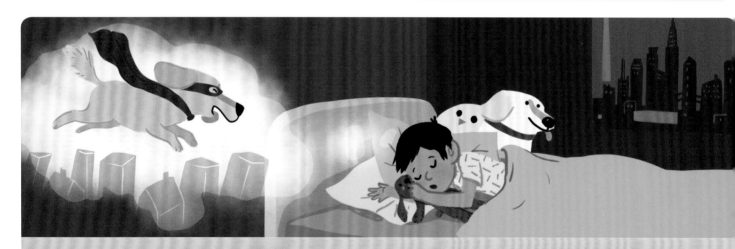

睡眠的作用是什么？

睡觉时，身体与大脑都在休息，进入了慢速运转的状态。孩子的成长需要许多能量，所以年纪越小，睡得越多。睡觉时，大脑会巩固今天学到的新知识，还会用你的记忆、愿望、恐惧"编造"新故事，让你做一个美梦或噩梦。

什么时候去医院？

身体生病的时候。为了尽快痊愈，我们有时需要特殊的照顾，例如手术或24小时治疗。因此，我们必须去医院。举个例子，假如你的手臂骨折了，医生要给你打上石膏，让骨头复位并加快恢复！

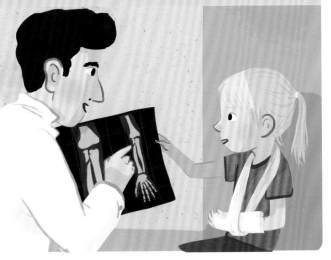

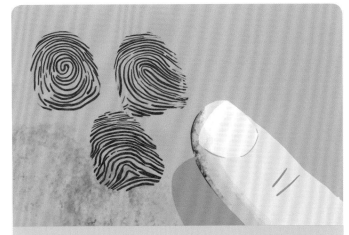

什么是指纹？

是指尖皮肤上无数细小的线。指纹证明了我们每个人都是独一无二的，世界上没有两个相同的指纹。指纹主要分为3类：螺纹形，环形，弓形。观察你的手指，看看你的指纹属于哪一类？

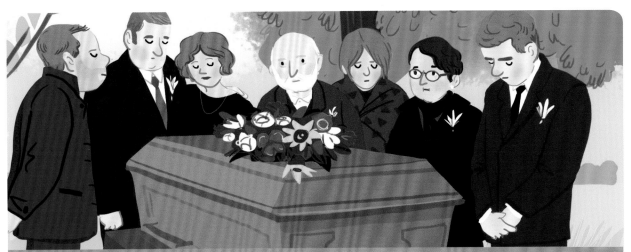

我们可以活到100岁吗？

现在百岁老人越来越常见了，不过总体来说，很少人能这么长寿。当年龄很大时，身体各器官的功能也退化了。当心脏太老或太累时，它就会停止跳动，老人就告别了世界。但是，离开的人依然活在我们的记忆里。

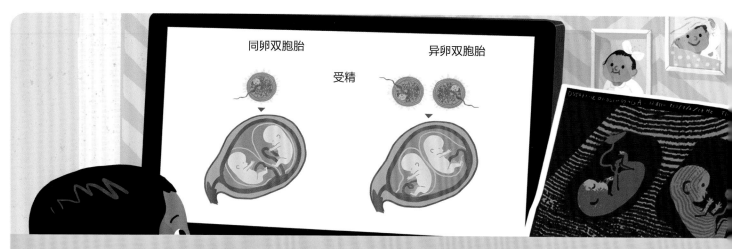

同卵双胞胎　　　　异卵双胞胎

受精

什么是同卵双胞胎？

出自同一颗受精卵。由一颗卵子与一颗精子组成，然后再分裂成两颗。同卵双胞胎十分相似，简直一模一样！

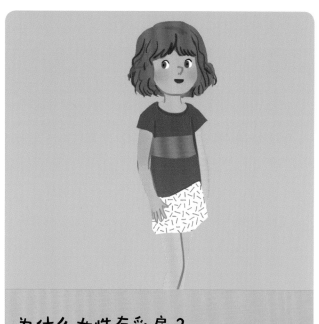

为什么女性有乳房？

喂养婴儿！怀孕后，乳房就会开始分泌乳汁。

胎儿是什么模样？

像缩小版的小婴儿！他的各个器官已经基本成形，有双手、双腿……大大的脑袋上还有胎发！

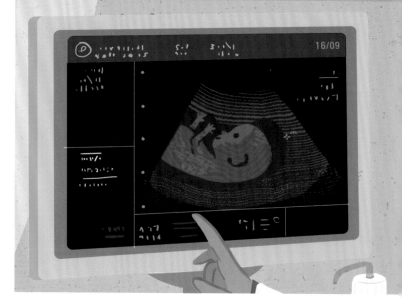

宝宝是如何"制造出来"的？

一名女性与一名男性发生亲密行为后，卵子与精子结合，产生了新生命。

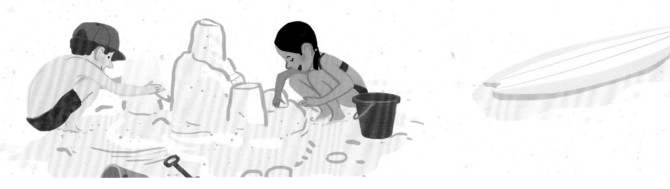

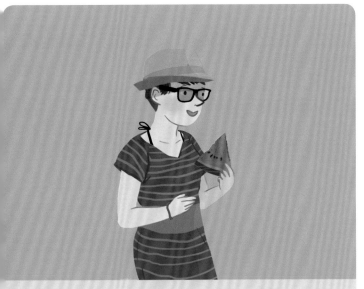

卵子来自哪里？

来自卵巢。从青春期到50岁左右，女性的卵巢大约每个月会"释放"一颗卵子，被输卵管"吸入"其中。在输卵管中，卵子可能会碰到一颗精子……

精子来自哪里？

睾丸。从青春期一直到人生的最后阶段，男性身体可以制造出成百上千亿颗精子。

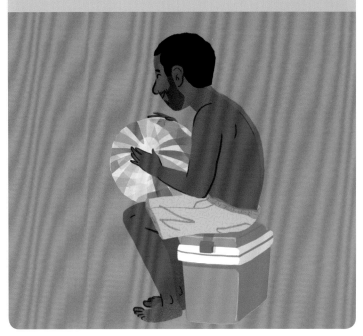

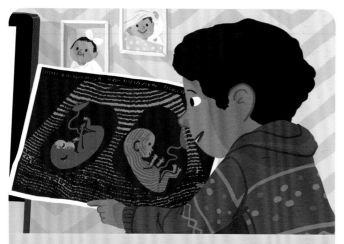

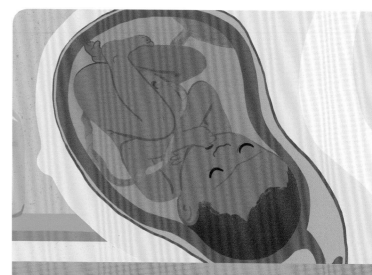

双胞胎在母亲肚子里时挤不挤？

孕期的最后阶段，双胞胎的活动空间越来越小。与普通宝宝相比，他们通常更早出生，个头也更小。不过，出生之后，双胞胎的成长很快就能追上其他宝宝。

为什么宝宝的头朝下？

这是从妈妈肚子里出来的最佳姿势！大部分宝宝出生时都是头先出来，但也有些是屁股先出来！

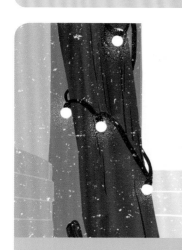

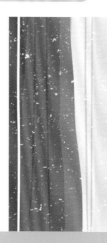

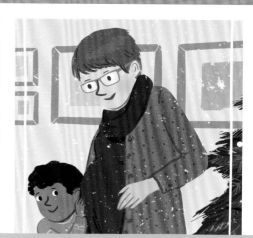

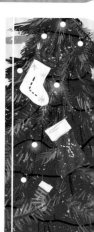

妈妈可以感觉到肚子里宝宝的活动吗？

5个月后就可以了。轻轻抚摸妈妈的肚子，你也可以感受到里面的宝宝，甚至可以和他互动。真的很神奇！

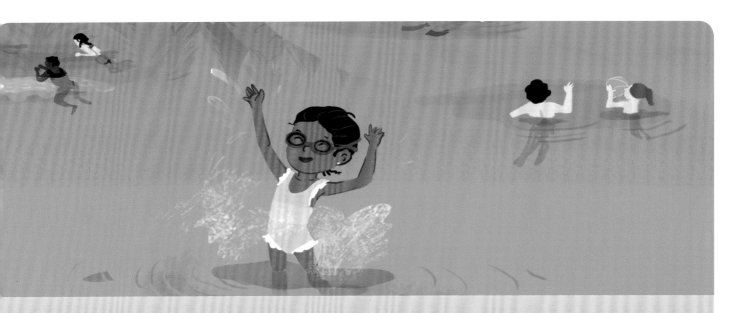

运动有什么作用？

让身体保持最佳状态。运动可以锻炼心脏与肺部，让血液循环更畅通，强化肌肉，还可以放松精神。无论是对身体还是对大脑，运动都是极佳的！

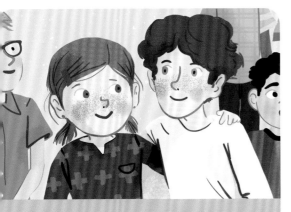

为什么兄弟姐妹长得不一样？

因为每个人继承了父母不同的特征。男孩可能继承了妈妈的发色，女孩可能继承了爸爸的发色。相貌虽然有区别，但仔细一看，他们也有很多相似之处。

宝宝很弱小吗？

很弱小，抱着他的时候不能太用力。要把他的小脑袋好好撑住，因为他暂时还不能独立支撑住自己的头。我们可以把一只手放在他的颈部后面。

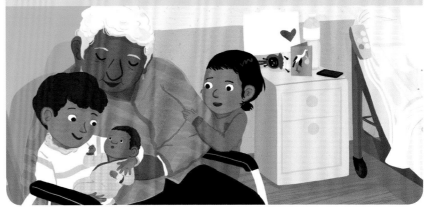

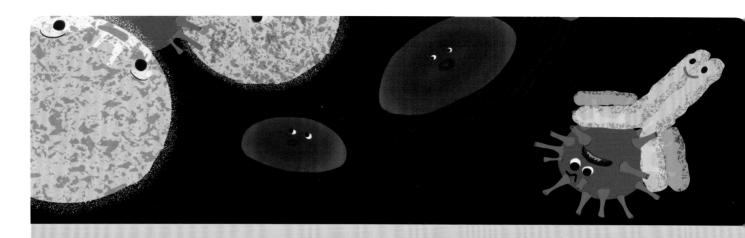

细菌会传染吗?

会。生病时,为了不传染他人,在打喷嚏或咳嗽时,要把手肘放在嘴巴前挡住,最好戴上口罩。为了不被别人传染,我们要经常洗手,特别是饭前便后。

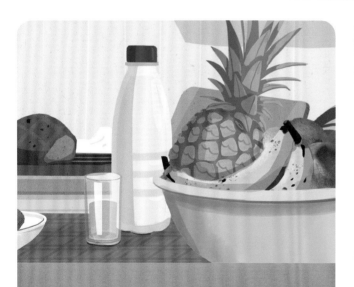

什么是食物过敏?

有时,你的身体提示大脑吃下去的鸡蛋很危险。这时,皮肤可能会长出红色肿块或者你的呼吸变得很困难……这就是说你对鸡蛋过敏!必须远离所有含有鸡蛋成分的食物。

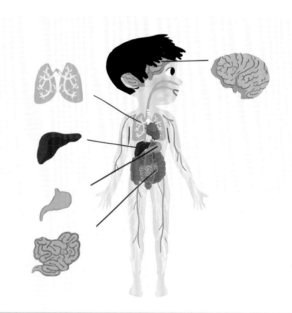

医生如何知道你哪里生病了?

医生会问你哪里不舒服,用各种工具检查你身体的不同部位,听你的心跳与呼吸,查看耳朵与喉咙的深处,等等。

读书笔记

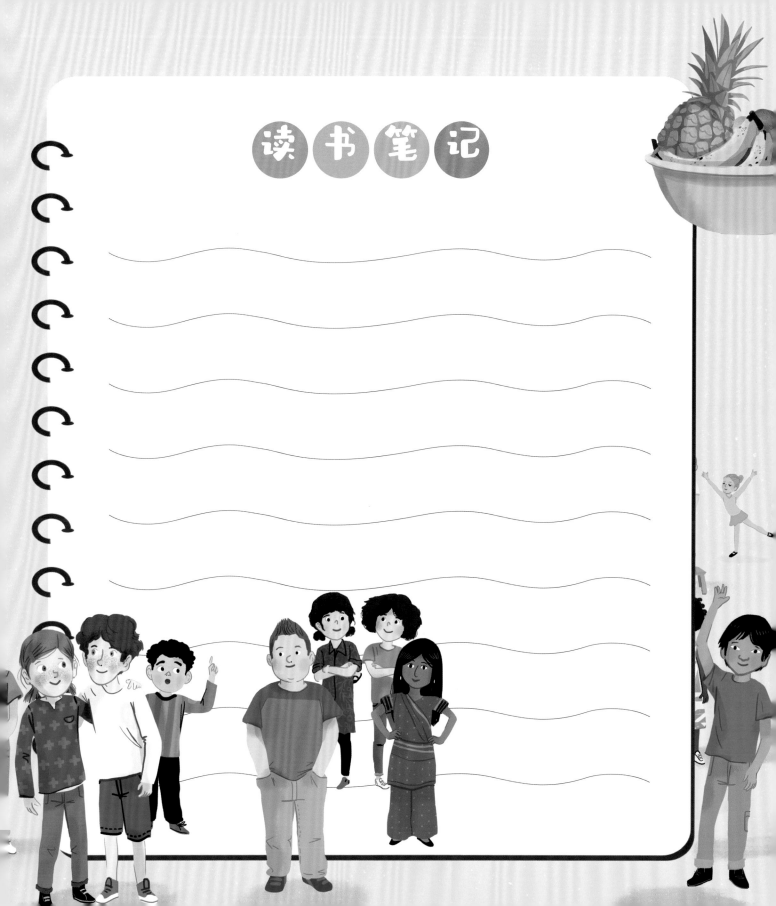

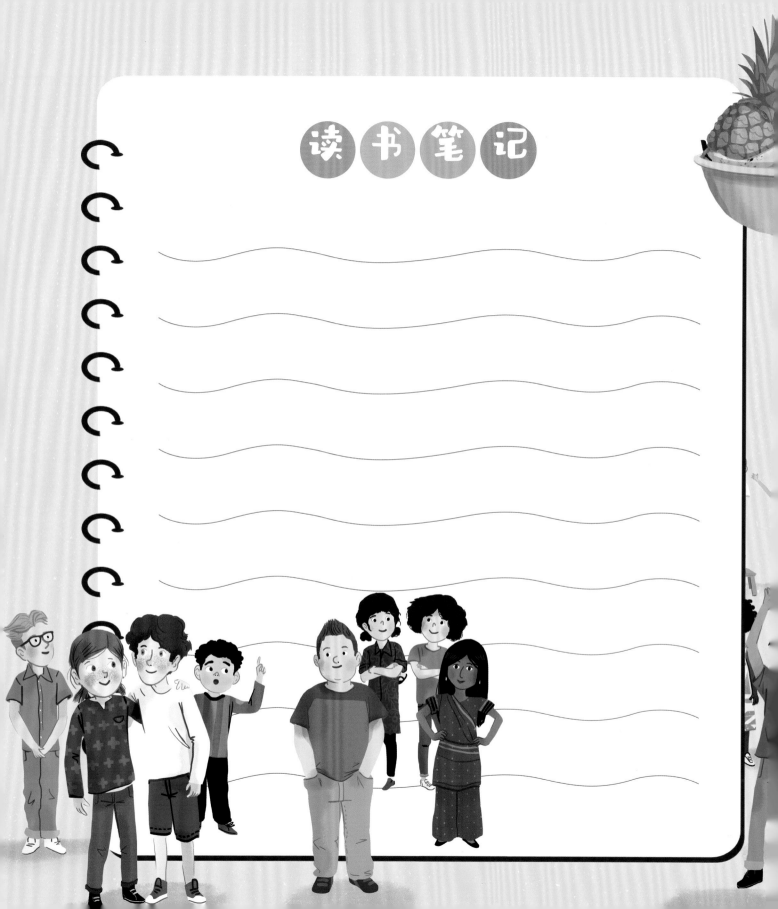

读书笔记